AF401314

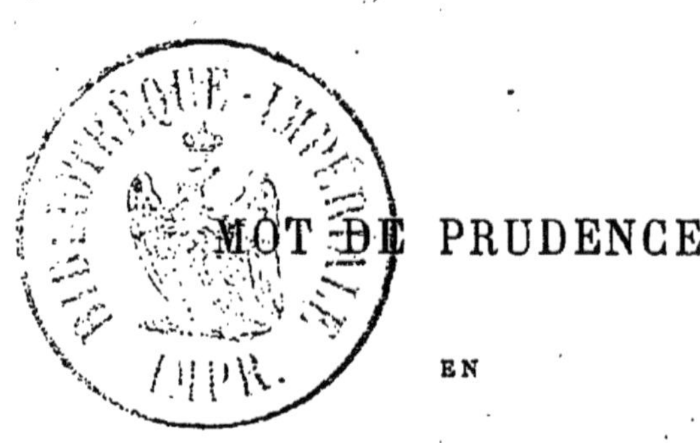

MOT DE PRUDENCE

EN

MATIÈRE DE MÉDECINE

Nice. — Typographie V.-Eugène GAUTHIER et Cᵉ.

MOT DE PRUDENCE

EN

MATIÈRE DE MÉDECINE

PAR

UN MÉDECIN HORS DE PRATIQUE

Auteur de *La Ville de Doux-Repos*

NICE

IMPRIMERIE V.-EUGÈNE GAUTHIER ET Cᵉ

—

1868

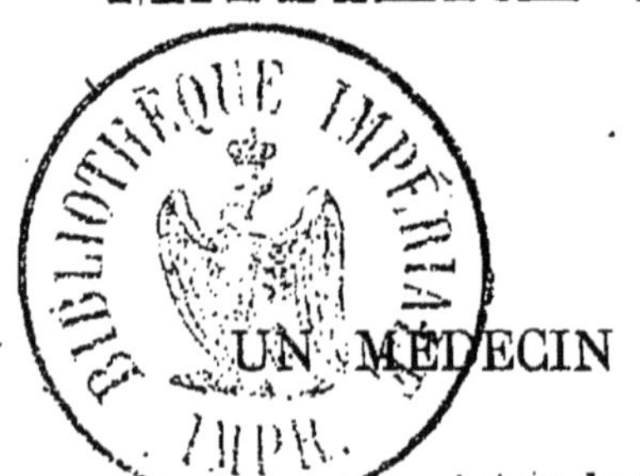

PRÉFACE

Notre temps est le temps du progrès.

Progrès dans les arts, progrès dans la science, progrès partout : c'est là notre devise. Oui, nous avançons, et notre marche est rapide.

Mais ce progrès, tout rapide qu'il soit, est-il parfait sous tous les rapports ? C'est-à-dire, grâce à lui, toutes les branches des arts et des sciences reçoivent-elles une impulsion ? font-elles un pas ?

Hélas ! nous n'oserions l'affirmer. Une branche surtout, qui ne semble pas marcher d'un pas égal avec les autres, c'est l'art d'adoucir la souffrance, c'est-à-dire *la charité*. Loin de nous de prétendre que notre temps soit pauvre en charité. Non ! nous aimons à croire qu'il y en a, de nos jours, plus qu'il y en eût jamais.

Toujours est-il, cependant, qu'il n'y en a pas assez. Trop d'argent est sacrifié aux fausses idoles ; placé ailleurs, il tarirait bien des larmes. Trop de talent et d'activité ne sont consacrés qu'à nourrir la vanité.

En fait de charité, il y a un large champ ouvert dans notre ville de Cannes. Je veux parler des nombreux malades de la classe ouvrière, soignés dans l'Hôpital.

Notre Hôpital est si pauvre que, malgré le zèle de l'administration et la générosité publique, il est loin d'être ce qu'il faudrait.

C'est pourquoi j'ai cru bien faire de publier au profit de cet établissement ces quelques pages, qui ont pour but de contribuer au soulagement des souffrants.

Si c'est peu de chose, espérons que des plus puissants que nous y trouveront occasion de faire davantage.

Cannes, 22 mars 1868.

MOT DE PRUDENCE

EN

MATIÈRE DE MÉDECINE

———•———

I

Devoirs du malade envers le médecin

Qui est votre médecin? Avez-vous pris, pour le choisir, toutes les précautions que le devoir vous prescrit?......

« — Eh! quoi! — entends-je dire, — quelle obligation y a-t-il à faire choix d'un médecin? Le malade n'est donc pas libre de prendre le premier venu? »

Non, mille fois non. Il ne s'agit pas seulement, en effet, dans le choix du médecin, d'une question de vie et de mort pour le malade et pour sa famille. Il y a plus. Une grave question de morale est en jeu ici. Car le médecin n'est pas un *instrument de guérison*. Il est encore, et avant tout, un être doué de sentiment et de raison. En un mot, il est homme. Et, prendre un mauvais médecin au lieu d'un bon, c'est non-seulement faire une imprudence, mais encore commettre la plus grande des injustices.

Or, comment éviter ce double malheur ? Comment apprécier les qualités d'un bon médecin ? La réponse à cette question n'est pas chose facile, je l'avoue. Car, si déjà il est difficile de juger la valeur d'un homme quelconque, la difficulté augmente quand il s'agit de déterminer la valeur d'un médecin.

Et d'abord, en quoi consiste cette valeur ? C'est évidemment dans le degré de chance de guérison qu'a le malade qui se soumet au traitement du médecin.

Mais quelle mesure prendrons-nous pour déterminer cette chance ? Nous guiderons-nous d'après le nombre de cures que le médecin a faites ? En général, cette mesure est la vraie. Pour notre but donc, suffit-il de compter les guérisons opérées sous la direction du médecin ? Nullement ; car le nombre des guérisons dépend plus ou moins du nombre des malades que le médecin a traités. Aussi, une guérison ne dépend pas uniquement de l'action du médecin; mais, disons-le bien vite, d'une foule d'autres circonstances. Qui ne sait que, dans une cure, la nature de la maladie et son degré d'intensité, la vigueur du malade, ses antécédents de famille, les circonstances plus ou moins favorables où se trouve le malade, la volonté plus ou moins grande que l'on a de suivre les conseils du médecin, etc., etc., jouent un rôle considérable?...

Le médecin donc n'est, dans le cas le plus favorable, *qu'une des causes* de la guérison.

Faisons une petite digression au sujet du mot « cause. » Ce mot a un sens bien vague.

Tout effet dépend de la concurrence de plusieurs circonstances, de plusieurs forces. Or, si nous envisageons en particulier un ou plusieurs de ces agents comme ayant joué le principal rôle dans l'acte qui a produit l'effet, nous les appellerons causes. Nous voyons par là qu'il n'est pas rigoureusement vrai de dire que le même effet a toujours la même cause, et réciproquement. Et même si deux personnes attribuent le même effet à différentes causes, il se peut que ces deux personnes aient raison. Supposons qu'une bataille ait été gagnée, et cherchons la cause de cette victoire. C'est le talent du général, dira l'un. C'est la bravoure des soldats, dira l'autre. C'est la faiblesse de l'ennemi, dira un troisième. Enfin, tels voudront que ce soient ou la nature du terrain, ou le temps, ou Dieu, ou le Principe, ou maintes autres circonstances. Il se peut que tous aient raison !

Dans les sciences exactes, on ne doit jamais appliquer le mot « cause » à un effet, sans indiquer dans quel sens on prend le mot « cause, » c'est-à-dire sans indiquer et préciser dans quel rapport la chose qu'on désigne comme cause se trouve et agit dans l'ensemble des circonstances qui concourent à produire l'effet.

La science expérimentale a pour objet d'analyser l'ensemble complexe des circonstances qui produisent un fait, de manière à la réduire à l'action réciproque d'êtres simples, d'atômes, et de les faire voir dans leurs vrais rapports.

La théorie des sciences naturelles doit beaucoup aux savants anglais, tels que Newton, Whewell, Faraday, etc.

M. Stuart-Mill, dans son livre intitulé *Logique inductive*, a donné un des meilleurs exposés de la théorie des sciences expérimentales. Il est à regretter que cet ouvrage ne soit pas traduit en français.

Pour mon compte, tout en ne partageant pas sous tous les rapports la philosophie de M. Stuart-Mill, je reconnais avec admiration les grands services que cet éminent savant a rendus à la science de l'induction.

Notre digression faite, revenons à notre sujet.

Ajoutons encore qu'il est très-difficile de constater les cures opérées par un médecin. Car il s'en faut bien que toutes les cures opérées *avec* lui le soient *par* lui. Et, d'abord, il y a des maladies qui guérissent d'elles-mêmes, et elles sont plus nombreuses qu'on ne le croit ordinairement. Il peut donc bien arriver qu'une guérison qu'on attribue au médecin se soit faite sans lui, et même peut-être *malgré* lui. Il se peut encore qu'on voit une guérison là où il n'y en a pas..., soit qu'elle ne soit qu'apparente, soit que le mal ne fût qu'imaginaire.

Entrons, à ce propos, dans quelques détails, en rappelant des vérités qui doivent être en première ligne dans l'appréciation d'un système en matière de thérapeutique ; par exemple, de l'*homœopathie*.

Disons en passant notre opinion sur ce système. Nous sommes bien loin de rejeter absolument l'homœopathie. Nous croyons que, dans beaucoup de cas, elle vaut bien une certaine forme d'allopathie. Nous voulons dire cette forme d'allopathie qui, — souvent le résultat d'une entente cordiale entre le médecin et le pharmacien, — assomme le malade à force de remèdes. Et sans parler de cet abus, nous croyons qu'il y a beaucoup de cas où l'absence de toute médecine vaut mieux que le remède même le plus innocent.

Dans ce raisonnement, nous avons admis tacitement que l'homœopathie équivaut à l'absence de médicament. Or, nous croyons avoir plein droit d'agir ainsi. Et nous allons le démontrer. Mais, d'abord, nous laisserons le côté *logique* du problème, c'est-à-dire nous ne prétendrons pas ici à *priori* qu'il soit déraisonnable d'admettre qu'une petite dose ait un effet plus puissant qu'une grande.

Car, si les faits démontraient le contraire, je baisserais pavillon et j'abandonnerais ma logique. Mais je tire, des faits de tous les jours, un argument de plus contre l'homœopathie. Oui, si le principe des homœopathes était vrai, il est certain que vous et moi, lecteur, sans excepter les homœopathes eux-mêmes, nous serions depuis longtemps empoisonnés ! Depuis longtemps, oui. Car, et l'eau, et la bière, et le vin, bref, toutes nos boissons et tous nos aliments contiennent des principes actifs (du sel, de l'iode, etc., etc.) dans des doses homœopathiques.

Or, s'il fût vrai que ces petites doses avaient un effet plus puissant que les grandes, nous ne pourrions boire un seul verre d'eau sans être parfaitement empoisonnés !

Le principe de l'homœopathie est donc parfaitement faux. Et il en est de même des autres
principes philosophiques sur lesquels Hahnemann
a posé sa théorie.

Malgré cela, je ne conteste point à l'homœopathie toute efficacité. Car, sans médicament, par
un simple traitement moral, on peut guérir beaucoup de maladies. L'imagination est un agent
puissant ; et ce serait très-arbitraire de nier l'effet des reliques, de l'exorcisme et autres remèdes
moraux.

Et la diète, que ne peut-elle pas ?

Et puis le méchant monde prétend que les homœopathes, lorsqu'ils voient que leurs remèdes
leur font défaut, ne se font pas scrupule d'avoir
recours aux doses allopathiques ? Non ! ce n'est
point l'*inutilité* que je reproche aux homœopathes, c'est une mauvaise interprétation des faits.

Car, c'est ou stupidité ou méchanceté que d'at-
tribuer la guérison aux remèdes, quand elle est
due à l'imagination et à la diète. Et, pour l'imagination et la diète, nous n'avons pas besoin de
l'homœopathie. Tout sage allopathe ne manquera
pas de les appliquer quand bon lui semble, et
avec cela il serait honnête homme.

Pour juger la valeur du médecin d'après le
nombre de ses prétendues cures, il faudrait donc
procéder de la manière suivante : 1° connaître la

nature de tous les cas de maladie; 2° en écarter tous ceux où le mal n'était qu'imaginaire; 3° retrancher celles où la guérison n'était qu'apparente. On obtiendrait ainsi le nombre de cures que le médecin a effectivement opérées. Remarquons, cependant, qu'en disant que le médecin a guéri le mal, nous ne voulons pas dire qu'il ait été la seule cause de guérison. Non, dans tous les cas, le médecin n'est qu'une des causes.

Ainsi, par notre calcul, nous n'avons obtenu que les cas où le médecin a *contribué en quelque chose* à la guérison.

Ce résultat, toutefois, ne sert qu'à peu de chose. Pour connaître la valeur du médecin, il faut encore savoir *quelle part* il a eue à la guérison. Or, nous avons déjà dit qu'il y a des cas de maladies qui guérissent d'elles-mêmes ou par des moyens auxquels la maladie soumet forcément les malades.

Il va sans dire que, dans ces cas, la part du médecin est nulle. Or, parmi ces cas et ceux où le rôle du médecin est la circonstance la plus en jeu pour la guérison, il y a, relativement à la part que le médecin prend à la guérison, bien des degrés à constater. Pour apprécier l'importance de cette part que prend le médecin à la guérison, il faut éliminer toutes les autres circonstances qui y ont contribué; et pour cela connaître toutes ces

circonstances. Cette connaissance a sa difficulté.
Commençons par signaler les principales circonstances d'où dépend l'issue heureuse d'une cure.
Ce sont : 1° la nature de la maladie, son degré
d'intensité, etc.; 2° les conseils du médecin; 3° la
manière dont ces conseils sont suivis; 4° les circonstances extérieures des malades (pays, climat,
saison, confort (1), degré de dévouement, de bon
sens, d'habileté de ceux qui soignent le malade);
5° la vigueur du malade, la force réparatrice de
son tempérament; 6° la disposition d'esprit du
malade (imagination plus ou moins vive, espoir
ou désespoir, contentement ou mécontentement,
calme ou agitation).

Donc, pour déterminer la valeur du médecin,
c'est-à-dire pour comparer le médecin à un autre médecin, il faudrait pouvoir examiner chaque
cas guéri par son traitement et dans chaque cas
éliminer les circonstances étrangères qui ont
coopéré à la guérison. Mais qui peut être à même
de connaître tous les cas traités par tel ou tel médecin ? Et, alors même qu'on les connaîtrait, n'y
a-t-il pas encore la grande difficulté de déterminer, *pour un seul cas* seulement, toutes les circonstances particulières que nous avons signalées ?

(1) La fortune joue un grand rôle dans la guérison de
la maladie. On peut dire qu'un bon nombre d'hommes
meurent faute d'argent !

Prenons, par exemple, la circonstance qui consiste dans la nature de la maladie. Tout le monde sait qu'il y a des cas où il est presque impossible de dire la nature de la maladie. La science de la diagnostique, toute vieille qu'elle est, a eu une bien longue jeunesse [1], et même de nos jours le meilleur des médecins ne se trompe que trop souvent sur la nature des cas.

Quel est celui d'entre eux qui n'ait déclaré qu'il y avait des tubercules là où il n'y en avait pas, et constaté une simple bronchite là où il y avait des tubercules, ou bien pris pour curable ce qui ne l'était pas [2] ?

[1] Ce n'est que depuis dix ans qu'on a commencé à employer la percussion et l'auscultation. L'ophtalmoscope ne date que du tiers de ce siècle. Le laringoscope est une découverte de nos jours, ainsi que le diabète et la trichine.

[2] Un certain professeur de Leyde voit un jour entrer chez lui un jeune homme ressemblant plutôt à un mort qu'à un vivant. « — Monsieur le professeur, — dit le malade, — je voudrais bien savoir au juste où j'en suis au point de vue de ma santé ; ayez donc l'obligeance de m'examiner et de me dire franchement votre opinion.» Le professeur l'examina et dit. « — Mon pauvre, monsieur, puisqu'il faut que je vous dise la vérité, je dois vous avouer que vous êtes dans la dernière époque de la phthisie, et qu'il ne vous reste guère qu'un an à vivre, au plus aller. » Le malade le remercia avec sang froid et s'en alla.

Quinze ans plus tard, le susdit professeur reçoit la visite d'un homme fort et obèse, qui semble menacé d'a-

Et quant à la vigueur du malade, pour en juger, il faudrait parfaitement connaître ses antécédents ; il faudrait connaître...... ce que personne ne saurait connaître.

Que dire enfin sur la manière dont les malades suivent les conseils des médecins ?

Qui n'a vu un convalescent retomber malade pour avoir mangé de la salade, contre la défense du médecin. Qui n'a vu un malade, et cela aussi n'est pas rare, faire de son remède un autre usage que l'usage légitime.... Non ! il ne faut pas toujours prendre à la lettre les protestations que fait un malade sur son obéissance clientaire.

Et nous ne sommes pas encore au bout. Car, pour juger d'un rapport, il ne suffit pas de con-

poplexie. « — Monsieur le professeur, — dit le gros homme, — dites-moi donc, avez-vous connu le jeune X ? » Le professeur réfléchit un instant, puis il répond. « — Oui, je me souviens de lui. Il est venu me consulter il y a environ quinze ans. Il doit être mort depuis longtemps celui-là. Il était à peine vivant quand je le vis. *Requiescat in pace.* »

« — Eh bien ! reprit le gros homme, ce mort c'est moi. Puisqu'il ne me reste plus que peu de temps à vivre, me suis-je dit, quand vous m'avez lu ma sentence, je veux en profiter. Je suis allé à Berlin, j'ai bien joui de la vie, j'ai mangé comme un ogre, arrosant copieusement le tout de bon vin, et me voilà. »

Si l'anecdote n'est pas vraie, elle ne contient du moins rien d'invraisemblable.

naître un des termes, il faut les connaître tous les deux. Pour le sujet qui nous occupe, il ne faut pas seulement connaître les cas qui sont guéris, mais aussi les cas qui ne sont *pas* guéris.

Conséquemment, il est clair que le thermomètre indicateur de la valeur d'un médecin serait un instrument très-compliqué. Et on comprendra facilement maintenant pourquoi beaucoup de personnes, — et tout particulièrement les dames, — prennent les mesures suivantes pour se déterminer sur la valeur d'un médecin : 1° un certain nombre de cures en apparence heureuses opérées sous la direction d'un médecin ; 2° le témoignage de monsieur un tel ou de madame une telle ; 3° la reputation que le médecin s'est faite dans ses études ; 4° les titres du médecin ; s'il est docteur, professeur, agrégé, etc ; 5° la clientèle du médecin ; 6° son extérieur, sa bonne mine, l'élégance de son vêtement, la forme de sa voiture, le nombre de ses chevaux, sa toïlette, l'odeur de sa pommade, sa manière de se présenter, voir même son allure grave ou légère ; 7° sa religion, la manière plus ou moins sérieuse ou béate avec laquelle il assiste au culte ; enfin, et bien pour une large part, sa *femme*. Qui ne sait l'influence de la femme sur la clientèle de son mari ?

Ces moyens, dont un bon nombre sont habilement exploités par le charlatanisme [1], ne sont la plupart rien moins que très-efficaces.

Est-il donc impossible de juger de la valeur d'un médecin? Oui, impossible, et j'ajoute qu'on ne peut ici chercher la vérité que par tâtonnement, et qu'on ne peut y arriver qu'approximativement. Indiquons donc les critérium qui ont une valeur réelle dans le choix d'un médecin.

La valeur d'un médecin dépend des circonstances suivantes.

Sa science théorique. J'entends par là sa connaissance de la doctrine médicale [2]. Cette

[1] Un jeune médecin qui n'avait, dans une grande ville, qu'une très-médiocre clientèle, un jour loua un carosse à deux chevaux et parcourut presque toutes les rues au grandissime galop. Aux amis qui voulaient l'arrêter et le féliciter de cette rapide promotion, il leur criait qu'il était pressé, et passait outre. On assure que ce moyen mit le médecin pleinement hors d'embarras pour payer le louage du carrosse. — Un autre médecin débutant s'avisa de se retirer parfois une journée à la campagne, et de faire dire à ceux qui venaient le consulter qu'il était appelé auprès de ses malades. « Tiens, — dit le public, — voilà un jeune homme qui a une belle clientèle! il n'a pas un moment à lui! » Bientôt la retraite à la campagne lui fut inutile. — Qui pourrait comprendre les courses rapides faites par maints médecins, prendrait en pitié bien des membres du corps médical.

[2] Par doctrine médicale, j'entends les sciences préparatoires (physique, chimie, anatomie, physiologie), d'une part, et d'une autre part les sciences purement médicales (pathologie, thérapeutique, etc.).

connaissance est d'une haute importance, mais elle ne peut suffire. Tel médecin qui connaîtrait par cœur tous les traités de médecine, — et ils ne sont pas en petit nombre, — resterait bien au-dessous de sa tâche, s'il n'a pas l'expérience. Il faut qu'il ait vu et comparé un grand nombre de cas, soit dans le même genre de maladie, soit dans des maladies différentes. Il faut qu'il ait observé et suivi la marche de tous ces cas, dans toutes les circonstances, pour savoir les traiter dans les cas où elles se présentent. Sa clientèle doit donc avoir été non-seulement nombreuse, mais encore variée. Un médecin qui n'aurait traité que des maladies de cœur ne serait peut-être que peu recommandable même pour les maladies de cœur. Et même, tel médecin qui n'aurait traité que des femmes et des enfants [1] ne serait pas un médecin achevé.

Il faut aussi que le médecin ait vu, non-seulement des cas qui sont du ressort de la simple médecine, mais aussi des cas qui sont du domaine de la chirurgie. Le chirurgien, lui aussi, doit connaître la médecine interne.

Mais il est clair qu'il ne sert de rien au médecin de voir des cas, s'il ne sait en faire son

[1] On pourrait ajouter des chevaux. Car il y a des vétérinaires qui ne redoutent pas de faire concurrence aux médecins.

profit. Or, pour qu'il sache en tirer bon profit,
il faut qu'il en ait la capacité : il faut qu'il ait
l'esprit observateur, et, par conséquent, qu'il ait
un haut intérêt pour la science. Il faut, du reste,
qu'il tire des conséquences de ce qu'il voit, en le
comparant à ce qu'il a vu, ce qui exige une bonne
mémoire. De la critique, un peu de philosophie
convient au médecin pour lui faire découvrir les
rapports des causes et des effets, pour bien distinguer le *propter hoc* du *post hoc* [1], et voir

(1) En traitant des précautions à prendre pour déterminer la part que peut le médecin dans une guérison,
nous avons fait entrevoir la difficulté qu'offre le problème
de découvrir les rapports de causalité. Or, ces difficultés
ne sont pas moins grandes, lorsqu'il s'agit de déterminer
la part d'un remède dans une guérison. L'homme dénué
de philosophie, en voyant un changement intervenir
après l'administration d'un remède, s'empresse à louer le
remède de toutes ses forces. Et pourtant il se peut que
ce remède n'est pour rien dans la guérison. Pour avoir
droit de juger de la puissance d'un remède, il faut éliminer toutes les autres circonstances qui auraient pu contribuer à la guérison. — Or, ces circonstances sont pour
la plupart inconnues, et on ne peut donc les éliminer
qu'indirectement, c'est-à-dire en employant le remède
*dans un grand nombre de cas et dans les circon-
stances les plus diverses.*
Et la chose devient encore plus compliquée qu'ici.
Comme il arrive souvent, le médecin contribue volontairement à augmenter la complication. C'est ce qu'il fait,
par exemple, aussitôt qu'il prescrit plusieurs remèdes à
la fois ou qu'il prescrit, en dehors des remèdes, des me-

dans le labyrinthe des mille et un agents qui agissent sur le malade, et trouver ceux qui lui sont nuisibles.

Enfin, toute préparation ne sert à rien au médecin, s'il ne sait l'appliquer et la rendre utile à ses malades. Dans le traitement de la maladie, on distingue les parties suivantes :

a La diagnostique (pour traiter une maladie, il faut commencer par la connaître) ;

b La connaissance des remèdes indiqués pour la maladie;

c La connaissance de la manière dont il faut faire usage de ces remèdes chez l'individu atteint de la maladie.

Or, la diagnostique requiert, non-seulement des connaissances, mais encore de l'habileté dans la manipulation qu'elle exige, et de l'exercice; puis ce pouvoir devinatoire inné [1], qui fait que le botaniste reconnaît au premier coup d'œil les plantes ; le zoologiste, les animaux ; et le médecin,

sures de diète. Alors, il faut être bien sur ses gardes et ne pas se tromper sur les effets. Maint remède de l'antiquité ne doit sa renommée qu'à des préceptes de diète qui accompagnait des administrations (système sceptique par réaction). C'est aussi de l'effet de l'imagination qu'il faut tenir compte ici.

(1) Dans ce sens, on pourrait dire du médecin ce qu'on dit du poète, et ce qui s'applique en résumé à tout talent : *Nascitur non fit.*

les maladies. Ici, déjà, il faut tenir compte de la nature de l'individu. Car la même maladie chez l'un présentera d'autres symptômes que chez l'autre. Et deux maladies différentes peuvent sembler être les mêmes, si elles se présentent chez deux individus, ou chez le même dans des circonstances différentes. On peut donc se méprendre sur la nature d'une maladie, si on ne connaît pas la constitution, les antécédents, etc., du malade. Or, ici on n'a souvent d'autre source d'information que le témoignage du malade lui-même et de ses connaissances. C'est pourquoi le médecin doit bien connaître les hommes, pour savoir quelle importance il devra, dans certains cas, attacher aux paroles du malade. Car les malades, soit par amour-propre, soit par fausse honte, soit par crainte, soit par d'autres motifs, sont par trop enclins à tromper le médecin. Le médecin, donc, doit bien savoir distinguer le mensonge de la vérité. Et mainte cure est manquée ou retardée par manque de franchise du côté du malade ; mainte cure accélérée, par perspicacité du médecin.

En effet, il faut qu'en perspicacité le médecin ne le cède pas au commissaire de police, ni au juge, ni à l'officier de justice. Et il y a une autre raison encore pourquoi le médecin doit bien connaître les hommes. Le traitement moral, nous l'avons vu, joue un grand rôle dans l'art médical.

Eveiller de l'espoir, apaiser des angoisses, calmer de fausses illusions, inspirer de la confiance, combattre des préjugés, etc., voilà des remèdes souvent tout aussi efficaces, sinon plus, que ceux qu'on conserve dans les fioles et les boîtes. Et pour les employer, le médecin doit connaître les hommes [1].

Les mêmes propriétés, esprit et connaissance des hommes sont nécessaires, si le médecin veut bien appliquer, dans un cas donné, des remèdes convenables et d'une manière convenable. Il faut suivre la maxime : l'art sert l'art.

La valeur du médecin dépend encore de sa valeur morale. En effet, à quoi nous sert sa science, son habileté et son talent, s'il manque de conscience. Mieux vaut un médecin sans au-

[1] M. de *Feuchlersleben*, dans son *Diététique de l'âme*, rapporte un exemple bien capable de démontrer l'importance qu'a le traitement moral en médecine. Un homme atteint d'une fièvre nerveuse, aggravée par des angoisses terribles, tomba dans un état dangereux. Son médecin, à bout de médicament, résolut d'essayer un traitement héroïque. Un beau matin, il visita son malade, lui tâta le pouls et lui dit effrontément : « Vous êtes perdu. » Le malade s'effraya; mais bientôt après il se résigna, sous l'influence d'une issue inévitable. Le soir, la fièvre fut moindre; le lendemain, elle fut moindre encore; enfin, le malade guérit complétement. L'agitation que lui causa la lutte de l'espoir et de la crainte apaisée, la cause principale de son mal était éloignée.

cun savoir, qu'un homme qui ne craint pas d'a-
buser de son savoir !

La position du médecin est d'une grande res-
ponsabilité, et immense est le mal qu'il peut
faire, même par une simple négligence. Qu'on
ne dise pas que l'intérêt et sa réputation garan-
tissent suffisamment l'exactitude de l'accomplis-
ment de son devoir. Non, la réputation une fois
acquise, le médecin peut se permettre du charlatanisme, des abus qui vont jusqu'à compromet-
tre le succès de ses cures, ainsi que le démontre
une expérience déplorable. Notre société est loin
d'être organisée de manière à rendre impossible
l'impunité du crime. Il reste donc encore dans la
pratique médicale un vaste champ où la moralité de l'individu est la seule garantie de ses
actes. Aussi n'est-ce pas seulement dans les en-
droits où la concurrence médicale est faible, où le
médecin a le monopole, pour ainsi dire, que le
médecin est tenté de dévier de la voie étroite.

Du reste, c'est surtout le fait exprimé dans la
fameuse sentence, *mundus vult dicipi, dicipiatur ergo*, qui offre au médecin peu consciencieux un appât séditieux. *Mundus vult dicipi !*
C'est-à-dire qu'une grande majorité des hommes
ferme comme volontairement les yeux aux vérités de la science froide, mais honnête, pour
aller voltiger dans les régions resplendissantes

mais trompeuses du mystique et de l'imaginaire. Et le savant qui, en accomplissant le *dicipiatur ergo*, veut s'abaisser à y suivre la multitude ignorante, à l'exploiter au lieu de la corriger, cet homme aura beau jeu pour s'enrichir aux dépens des ignorants. Je suis bien loin de prétendre que *les morts ne parlent plus (die fodten sind stùmm)*.

Dans le choix du médecin, il ne faut donc nullement négliger sa valeur morale.

Nous venons de signaler les qualités qui constituent le bon médecin. Or, il va sans dire que l'homme qui réunit en lui toutes ces qualités au plus haut degré sera le médecin parfait. Mais de tels hommes sont rares. On sera ordinairement obligé de se contenter d'un médecin en qui certaines de ces qualités manquent, ou n'y sont qu'à un faible degré. Il est donc bon de savoir leur importance relative, c'est-à-dire de savoir auxquelles de ces qualités il faut le plus faire attention ; enfin, de connaître les essentielles et celles qui le sont moins.

Dans notre exposition, nous les avons disposées selon l'ordre logique, c'est-à-dire de la manière qui fait découler l'une de l'autre.

Nous allons maintenant les classer d'après le degré de leur importance.

Au premier rang, je mettrai les *qualités mora-*

les. En effet, un médecin qui n'aurait d'autres qualités qu'une bonne volonté vaudrait mieux que l'homme le plus capable qui ne craindrait pas d'abuser de ses facultés. Car l'homme honnête, s'il est ignorant, avouera son ignorance et s'abstiendra de nuire par suite de son ignorance.

Nul doute, la moralité est la plus précieuse qualité du médecin.

En deuxième lieu, nous mettrons le talent que nous avons appelé « devinatoire. » Car un médecin doué de ce talent pourra beaucoup faire, tandis que, sans ce talent, les connaissances médicales les plus étendues ne servent à rien.

En quatrième lieu, nous mettons les qualités que nous réunissons sous le nom d'*esprit*. Car ni vrai savoir, ni expérience ne peuvent être possible sans l'esprit, tandis que l'esprit doué de quelques connaissances sait acquérir d'autres connaissances et sait en faire un levier puissant.

Puis suit l'*expérience*. Car le praticien expérimenté, lors même qu'il ne serait pas au courant de la littérature médicale, vaut mieux que l'homme qui tire toutes ses conséquences des livres.

En cinquième lieu, nous mettons les *connaissances médicales.*

Et ce n'est que maintenant que nous faisons mention de la connaissance des hommes. Car de quelque importance que soit cette qualité, elle ne

vaut aucune de celles que nous venons de nom-
.mer. Cependant, nous ne la mettons pas beaucoup au-dessous de la précédente.

Pour terminer cette exposition, nous remarquons que les qualités extérieures du médecin,
comme sa toilette, sa manière d'être, ne sont
nullement dénuées de toute importance. Et, d'a-
bord, l'esthétique a en toutes choses son droit.
D'ailleurs, la manière du médecin, un grand ton,
peut contribuer à augmenter la confiance du malade. Il en est de même d'une grande élégance
dans les manières. Elles font aimer le médecin,
et l'on peut dire que souvent des manières dépend en partie l'influence que le médecin a sur
les malades, et conséquemment la confiance que
le malade a en lui; par suite, sur l'état moral du
malade, la manière dont il observe les ordon-
nances, et finalement sur la réussite de la cure.

Enfin, les qualités extérieures ne sont que le
reflet de certaines qualités intérieures. On pourra
donc quelquefois les prendre comme signe du
caractère. Le *style, c'est l'homme.* Une toilette
négligée dénote souvent un homme négligent.
Ces vérités sont bien connues à certains individus, qui s'efforcent de marquer leur vide intérieur en prenant tous les soins à parer leur extérieur.

Quoi qu'il en soit, toujours est-il vrai de dire

que ces qualités extérieures ne peuvent être pri-
ses que secondairement. Car souvent, sous la
rude écorce, se trouve un talent supérieur, un
esprit lumineux et un cœur généreux.

Quant au chirurgien, nous remarquons que,
chez lui, l'habileté, le sang-froid et la douceur
sont des qualités essentielles.

Voilà donc les qualités auxquelles on reconnaît les bons médecins. La première question qui
se présente maintenant à notre esprit, c'est de
savoir comment l'homme du monde reconnaîtra
si le médecin possède ces qualités.

En général, le choix d'un médecin paraît avoir
en soi quelque chose de paradoxal. Car il semble
que pour juger d'un homme à certaines qualités,
il faut commencer par les avoir soi-même au
degré ou à un degré supérieur.

En effet, on ne pourra juger du médecin que
par les qualités dans lesquelles on est au moins
égal à lui. Heureusement, les gens du monde
instruits possèdent souvent des qualités qui dé-
passent celles du médecin.

Ainsi, sans être médecin lui-même, l'homme
logique saura voir en causant avec le médecin si
le médecin à un esprit artiste, prudent dans ses
manières, dans sa clientèle, dans ses mœurs ; s'il
connaît les hommes, s'il est consciencieux, etc.

De ces observations, il pourra se former par

analogie une opinion approximative des autres qualités du docteur.

Par les autres qualités, j'entends la science théorique, le génie d'observation et l'habileté du médecin. Or, avoir une sûreté absolue sur ce point, c'est très-difficile pour l'homme du monde. En général, nous pouvons poser ces règles que *ceteris paribus*, avoir traité un grand nombre de cas augmente la valeur du médecin. Par conséquent, un médecin d'un certain âge est à préférer à un jeune homme sans expérience ; d'ailleurs, un médecin qui aura traité des cas différents est à préférer à celui qui n'aurait traité que des lunatiques, des soldats, etc.

Un médecin qui a pratiqué dans des grandes villes mérite plus de confiance que le villageois.

L'étendue de la pratique du médecin peut, dans un certain sens, nous servir comme moyen de juger sa valeur. Car la pratique étendue prouve qu'il est jugé digne de la confiance de beaucoup de personnes. Cependant il faut avoir ici beaucoup de prudence. Car le public est souvent injuste, et on peut se procurer une grande clientèle autrement que par le mérite réel. Souvent une grande clientèle ne présume autre chose que ceci : que le médecin est aimé ou bien qu'il est un rusé. Souvent aussi cela ne prouvera autre chose que le fait qu'il *est à la mode !*

En jugeant un médecin d'après sa clientèle, il faut moins regarder à la quantité qu'à la qualité de ses pratiques. S'il est bien vu chez les savants et les hommes sérieux, cela lui rendra plus que d'être vanté, goûté parmi les héros des casinos. Une grande clientèle n'est pas toujours une recommandation. Car plus le temps et l'attention du médecin sont divisés, moins ils seront à sa disposition.

Un autre moyen d'apprécier un médecin, ce sont *ses écrits*, s'il a écrit. Un médecin qui n'a jamais rien écrit, n'en est pas moins bon pour cela. Mais s'il a écrit de mauvais livres, alors méfiez-vous de lui. Remarquons aussi que tous les beaux livres n'indiquent pas toujours le mérite de celui dont ils portent le nom!

Un autre moyen de juger le médecin, c'est le *témoignage d'une autorité quelconque*. Or, en général, la foi joue un grand rôle dans le monde. Et il ne peut pas en être autrement. Moins l'homme a de connaissance, plus il sera obligé de régler ses actes d'après les avis d'autrui. Chez le bas peuple, l'autorité tient presque entièrement lieu de connaissance. Cet état de chose est toujours déplorable.

Il le sera d'autant plus que l'autorité sur laquelle on s'appuie sera moins digne d'autorité. Ainsi, choisir un médecin sur l'autorité d'un témoignage, requiert qu'on choisisse avec soin l'autorité sur laquelle on s'appuiera. Ici on tombe d'une difficulté dans une autre. Avant de se soumettre à l'autorité, il faut commencer par s'assurer de la compétence, de l'impartialité de cette autorité. C'est ce qui n'est pas moins difficile que de juger un médecin. Dans tous les cas, qu'on n'attache pas trop d'importance à la réputation qu'a eue le médecin comme étudiant. C'est souvent *après* le collége qu'on apprend le plus !

La dévotion du docteur est un critérium bien dangereux, même pour juger de sa moralité. Car quoique la religion puisse être un puissant auxiliaire de la morale pour régler les actes [1] des hommes, cependant la religion et la morale sont des choses bien distinctes. La moralité consiste dans la force et dans l'enthousiasme pour le bien d'autrui, pour la justice, pour l'équité. Les anciens admettent pour les bases de la morale les principes ou les vertus cardinales qui suivent : consciensiosité, force, bienveillance, justice et équité. Il me semble que nous pouvons dire à ce sujet avec Salomon : *rien de nouveau sous le soleil.*

---

[1] Qu'on se garde bien de confondre les actes de l'homme avec sa moralité. Car la moralité ne consiste pas dans les actes, mais dans l'intention avec laquelle on les fait. On peut avoir une conduite très-respectable, et être cependant profondément immoral au fond.

Or, on peut avoir tout cela sans avoir une opinion bien arrêtée sur l'origine et l'avenir du monde et d'autres problèmes de théologie. Ainsi, les hommes les plus religieux ne sont pas toujours les meilleurs, et parmi les esprits sceptiques on trouve des hommes d'un caractère on ne peut plus respectable. Il faut bien savoir que souvent le scepticisme philosophique n'est qu'une forme de modestie !

Nous terminons ce chapitre en disant qu'un médecin spécialiste, pour le cas dont il s'agit, à moins qu'il ne soit pour cela borné dans ses connaissances, est très-recommandable. Mais il est bon toujours que ce médecin se consulte avec le médecin de la famille, afin qu'il obtienne les renseignements nécessaires sur les antécédents du malade, etc.

Voilà quelques remarques sur le choix du médecin, considéré comme acte moral.

Or, le choix du médecin impose de nouveaux devoirs au malade.

Voici ces devoirs, souvent méconnus :

Le malade ne doit jamais perdre de vue que le médecin est intéressé à la réussite de sa guérison. Le médecin y est intéressé, et par bienveillance personnelle pour le malade, et pour le bonheur d'avoir accompli une bonne œuvre, et pour la gloire de voir augmenter sa clientèle et sa réputation. Nous faisons observer à tout malade que ce n'est pas seulement de sa propre vie et de sa santé qu'il s'agit, mais qu'il a en quelque sorte le bonheur et la réputation du médecin entre ses mains. Il est donc obligé de faire tout ce qui est en son pouvoir pour seconder le médecin dans le traitement, et il le sera d'autant plus que le médecin a plus d'obligeance pour lui.

Or, que peut faire le malade pour seconder les efforts du médecin ?

En premier lieu, il devra soigneusement suivre les conseils du médecin, à moins qu'il n'ait des raisons plausibles pour douter de leur valeur. Et s'il en doute, il est de son devoir de le dire franchement au médecin, à qui il donne ainsi occasion de réfuter des préjugés souvent invétérés.

D'ailleurs, il ne doit pas avoir de secrets pour le médecin. Car sans les données nécessaires, le médecin ne saurait le traiter [1]. Et quelle que soit la perspicacité du médecin, il y a des particularités

---

[1] .... Le malade doit donc donner au médecin les renseignements les plus sincères. J'ai vu s'arrêter, il y a trois ans, une affection de poitrine chez un jeune malade, après un traitement de six semaines, par le proto-iodure d'hydrargyre ; les traitements ordinaires avaient échoué, le médecin de la famille n'ayant pas été instruit de la cause qui pouvait compliquer et modifier l'affection de la poitrine.

(Dr BUTTURA. *L'Hiver dans le Midi.*)

qui échappent à l'œil le plus fin. Nous ajouterons pour les malades scrupuleux que le bon médecin voit les choses de ce monde avec un œil médical : fausse honte n'a donc pas de raison d'être devant lui.

Puis, ne dites jamais : ce sont là des détails trop insignifiants pour en parler. Car ce qui semble insignifiant pour vous est peut-être de la plus haute signification pour le médecin.

Et voilà que, par l'admirable voie psychologique de l'association des idées, les particularités insignifiantes nous amènent à un autre précepte. C'est de ne pas tarder d'appeler le médecin. C'est souvent du moment de la première médication que dépend la réussite de la cure. Plusieurs maladies, curables si elles sont attaquées dès le début, deviennent plus tard incurables. Or, maints symptômes insignifiants et faciles à guérir ne tardent pas, s'ils sont négligés, à devenir le commencement d'une maladie mortelle.

II

Les devoirs du médecin envers le malade

Le médecin est payé par le malade. Il doit donc........ Arrêtons! Gardons-nous de traiter sous un point de vue mercantile un rapport véritablement noble, je dirai même sacré. Malades, ne le payez pas trop votre médecin : il se croirait offensé. Non, non ; le vrai médecin n'est pas un vendeur de santé et de conseils : c'est un philanthrope et un bienfaiteur.

Il n'a pas besoin de l'idée qu'il est payé pour se rappeler à ses devoirs. Non, c'est d'un point de vue plus élevé que nous devons considérer le rapport entre le médecin et le malade. Ce rapport, c'est un *rapport de confiance mutuelle*. Le malade, en se soumettant au traitement d'un médecin, lui témoigne une confiance plus ou moins grande. Ne pas tromper cette confiance, s'en rendre digne, voilà le premier devoir du médecin.

Pour accomplir ce devoir avec fidélité, il faut que le médecin prenne le plus vif intérêt au salut du malade.

Il ne suffit pas à un médecin d'être savant et habile; non, il doit avant tout être *homme*. Il ne doit pas considérer les malades comme des moyens pour s'enrichir; il doit, au contraire, considérer ses honoraires comme des moyens indispensables pour le mettre à même de faire le bien. Il doit être pénétré de l'idée que, dans sa pratique, il s'agit de vie d'hommes et qu'il y a d'autres moyens de commettre des meurtres que par le délit et les armes à feu. Il ne doit pas se faire payer au-dessus de ses visites. Pour éviter toute tentation, qu'il ne se fasse pas payer très-cher. Car l'appétit vient en mangeant! Et ainsi il se garantira le contentement de soi-même, que donnent les mérites non encore effacés. Si son but est de s'enrichir, qu'il se voue au commerce ou à la spéculation. Mais, s'il veut être médecin, que sa joie soit le désintéressement.

Ce n'est pas peu dire que de se voir appelé à décider de la vie et de la mort. Une fois qu'on a répondu à cet appel, on s'est lié les mains. Que le jeune médecin donc réfléchisse avant de se décider!

Un conseil urgent, que nous pouvons donner à tout médecin, c'est de ne pas augmenter sa pratique au-delà de ce qu'il est capable de faire. Mieux vaut guérir un malade que d'en maltraiter vingt ! Et s'il rencontre des cas qu'il croit au-dessus de ses capacités, qu'il appelle un confrère en consultation.

Le rapport entre le médecin et le malade est un rapport de confiance. Or, il y a un affreux abus de confiance qu'il est bien de signaler ici : c'est le cas où un médecin conspirerait avec d'autres contre un médecin et sacrifierait le malade à l'intérêt de sa propre personne ou de ses amis. C'est ce qui a lieu, par exemple, quand le médecin s'entend avec le pharmacien [1] pour prescrire au malade plus de remèdes qu'il ne faut, ou quand, d'accord avec le loueur de maisons, il recommande au malade une demeure qui ne lui convient pas; ou, sous le prétexte de lui procurer un séjour plus favorable, il le fait déménager pour épargner audit propriétaire le désavantage de voir mourir le malade sous son toit; où quand il tire profit des préjugés du malade, au lieu de l'en guérir; ou quand il garde le malade sous son traitement, lors même

---

(1) Ce genre d'abus sera surtout à craindre, s'il arrive que le médecin réunit en lui les qualités de pharmacien et de médecin.

Du reste, juste envers tout le monde, nous absolvons de tout notre cœur les homœopathes, — si, du moins, ils sont *conséquents* — de cet abus !

que celui-ci se trouverait mieux sous le traitement d'un autre, d'un spécialiste par exemple, ou sous un autre médecin ; ou quand, le voyant près de mourir, il le renvoie voyager pour en être débarrassé et pour ne pas avoir un cas de mort de plus sur sa liste.

C'est manque de confiance et tromperie impardonnable encore, si le médecin représente consciencieusement un cas plus grave qu'il n'est, et cause par là au malade de l'inquiétude superflue et nuisible. Qu'il ne représente pas non plus les cas graves comme trop légers et peu inquiétants, par crainte d'être considéré comme messager d'infortune.

C'est une question difficile, de savoir si le médecin a le droit de dissimuler, même de fausser constamment la vérité au profit de ses malades. La question se rattache évidemment au problème général de savoir si jamais il est possible que le but justifie les moyens. Quant à ce principe, nous ne contestons pas que, dans l'état des choses actuel, l'organisation de la société a base en grande partie sur lui. Mais ceci n'est à nos yeux nullement une justification. Car enfin l'actuel et l'idéal ou le bien n'est pas la même chose.

Or, mentir, selon nous, c'est toujours laid, et je doute fort si, sous le point de vue de la morale, c'est permis, même comme moyen de sauver la vie de l'homme. Vous objecterez que, pour le médecin, sauver la vie c'est le but suprême auquel il doit atteindre. Mais je me permets d'observer que le médecin n'est pas seulement médecin, mais qu'il est aussi homme. Or, comme homme, il doit sans doute attacher une haute importance à la vie de l'individu, mais il doit reconnaître aussi que cette importance a ses limites. En effet, si la vie d'un homme fortuné pouvait, en se prolongeant, porter atteinte à la morale, alors il faudrait, logiquement, permettre au malade pauvre de piller son riche voisin, afin de se procurer les moyens de se sauver la santé et la vie. Alors nous n'aurions pas de quoi louer celui qui sacrifie sa vie pour une grave cause. Alors nous devrions trouver un tel homme bien bête.

Bref, je ne crois pas qu'il soit permis de mépriser les préceptes de la morale dans l'intérêt de l'individu. Ainsi, je ne crois pas qu'il soit bon de tromper le malade sur la nature de sa maladie ou de lui cacher son avenir dans le but de faire du bien à sa santé. J'ai admis jusqu'ici qu'il y a des cas où cela est utile. Or, il y a-t-il de ces cas ? Voilà un autre point sur lequel je ne suis pas sûr. Prenons, par exemple, le cas le plus imposant : celui où le médecin *soit sûr* de l'incurabilité du malade. Faut-il que le médecin fasse part au malade de son avis? Pour répondre à cette question, comparons les conséquences probables des deux cas du oui ou du non.

Si le médecin le dit au malade, il est à craindre que celui-ci s'effrayera et que les émotions qui en résulteront accéléreront la marche de sa maladie. Dans ce cas même, il faudrait remarquer que, si un malade est une fois confisqué, un peu de souffrances de moins ne serait pas assez important pour qu'on portât, dans ce but, atteinte aux préceptes de la morale.

Mais, d'ailleurs, est-il bien certain que, dans la plupart des cas, l'idée d'être voué à la mort tend à rendre le malade inquiet et effrayé? Je crois le contraire. J'ai cité plus haut un cas où cette idée amena même la guérison chez un malade qui semblait mourant. Mais, abstraction faite de ce cas, il me semble que, sur la plupart des malades, l'idée de la mort prochaine aura une influence bienfaisante.

Le malade qui se croit incurable apprend bientôt à se résigner. Si son mal augmente, cela ne lui cause plus de déception, il trouve cela très-naturel, il s'y attendait. Mais qui a de l'espoir encore éprouve des déceptions cruelles à chaque symptôme d'aggravation. Et ces déceptions sont bien plus émouvantes, et partant plus nuisibles, que la certitude calme d'être incurable. D'ailleurs, l'homme qui, de bonne heure, sait que sa fin approche, aura le temps de méditer amplement sur sa vie passée, de décider ce qui lui reste à faire ici-bas, de mettre ordre à ses affaires, de réparer des torts, de se réconcilier avec ses ennemis, de s'assurer un souvenir agréable dans les cœurs de la postérité, de se détacher de la terre d'une manière égale et au besoin d'essayer un autre médecin. Bref, le fait de se savoir incurable peut porter plusieurs changements dans les desseins du malade, et il est nécessaire que celui-ci eût l'occasion de les prendre à temps.

D'ailleurs, tout mensonge, toute déclaration erronée nuit à la réputation, à l'influence du médecin. Car, une fois qu'on ne peut se fier à ses déclarations consolatrices, on ne les prendra désormais qu'avec *grano salis*, de sorte que son procédé se paralysera soi-même.

Non, je crois qu'aussitôt que le médecin croit le malade incurable, le malade doit le croire aussi.

Aussi croyons-nous que la plupart des médecins, dans leur for intérieur, partagent nos opinions, et que, s'il y en a qui mentent, c'est par des motifs bien autres que le salut du malade, tels que : la crainte d'être un messager d'infortune, — le fait que si le médecin se déclarant impuissant de guérir le malade, celui-ci est tenté de changer de médecin et de se jeter dans les mains de la charlatanerie, — la peur que, malgré son assertion, le malade guérisse et que le médecin se voit mauvais prophète accusé d'avoir causé de fausses inquiétudes.

Ce qu'il faut bien remarquer aussi, c'est que cette méthode de mensonge dont nous parlons est très-pernicieuse pour le caractère du médecin lui-même. Une fois ayant dépassé les limites de la véracité, il n'est pas facile de s'arrêter. Et tel médecin qui, aujourd'hui, ne recule pas de mentir dans l'intérêt du malade, demain ne craindra pas de le faire dans son intérêt personnel !

« Ce n'est que le premier pas qui coûte! » Hélas! la sincérité est si rare dans ce bas monde, que même l'homme vraiment sincère a de la peine à se faire croire.

Puisse du moins le noble corps dont j'ai l'honneur de faire partie, par mon titre de docteur, donner un exemple de candeur! Que lui, au moins, soit trop fier pour l'intrigue !

Nous ne saurions terminer ces réflexions sur le mensonge, sans conseiller le médecin d'être bien prudent dans ses conclusions. Souvent un malade déclaré incurable guérit. Alors quelquefois la guérison est attribuée au médecin et celui-ci regardé comme une espèce de thaumaturge. Mais souvent aussi il devra subir le reproche de ne point avoir compris l'état du malade et d'avoir causé de fausses inquiétudes.

Une autre question, en fait de morale, c'est de savoir à quel point le médecin doit garder le secret de ce que le malade lui dit.

A mon avis, la discrétion absolue est rejetable partout, et même en médecine. Tout complot de deux personnes envers une troisième me paraît toujours mauvais. Si on ne peut pas atteindre son but d'une manière franche et honnête, qu'on ne l'atteigne pas !

Pour confirmer mon assertion, prenons un exemple. Un jeune homme désire se marier, mais il cache à sa fiancée des choses qu'il importe à celle-ci de savoir, choses connues du médecin du jeune homme. Que doit faire le médecin ? Doit-il éclairer la demoiselle ? Mais non, me dira peut-être le jeune homme; si le médecin me trahit, c'est un fourbe. Pour moi, je trouve que, pour juger des devoirs du médecin, il ne faut point se placer au point de vue du jeune homme, ni même de celui de la jeune fille ; mais tout simplement sur celui de l'honnêteté. Or, je prétends que, sous aucun prétexte, le médecin n'a le droit d'être le complice d'une tromperie infâme.

Loin de moi, du reste, de vouloir que le médecin aille trahir son client par des voies détournées. Un tel acte serait celui d'un lâche, plus que méprisable.

Nous jouons cartes sur table. Voilà ce que fera

dans ce cas le médecin vraiment respectable. Il parlera au jeune homme de son projet ; le conjurera d'avouer lui-même son état et lui dira que, s'il ne le fait point, le médecin sera obligé de parler pour lui.

Peut-être tel de mes lecteurs dira que le médecin n'est pas obligé de parler, à moins qu'on le lui demande. Eh bien ! je réponds que tout homme est obligé de parler partout où sa parole peut empêcher le loup de manger l'agneau. On peut se rendre conplice d'un méfait, même par inertie !

Mais, nous dirons certains médecins, si nous ne gardons pas tous les secrets, on les confiera à d'autres et nous n'aurons plus de malades. Soyez tranquilles, leur répondrai-je, j'avoue que beaucoup de malades préféreront un complice à un père ; mais si vous avez de véritables mérites, croyez bien qu'on ne vous laissera pas mourir de faim.

Vous n'aurez pas peut-être les fripons pour clients, mais vous aurez les gens honnêtes : c'est toujours quelque chose. De cette manière là, vous ne devenez pas millionnaires, il est vrai ; mais on peut être heureux sans cela, et souvent une bonne conscience tient lieu d'un sac de louis !

Non, il faut que votre malade, en vous consultant, sache d'avance que les secrets ne seront gardés que sous réserve. Cela lui sera un motif de plus pour ne pas se mettre en état de désirer la servitude.

A mon avis, — que je termine par une remarque générale, — tout honnête homme n'aura guère de secrets ni de mensonges à dire!

Le secret et le mensonge, où ils se montrent, dénotent généralement, sinon la mauvaise intention, du moins la faiblesse. Aussi sera-t-il rare de les rencontrer chez l'homme indépendant. L'homme vraiment moral aime la vérité plus que ses propres intérêts. Et il y a peu d'hommes qui, laissés libres, préféreraient dire le mensonge à la vérité!

CONCLUSION

—

Par nos observations, nous croyons avoir fait
voir la grande difficulté de l'état de médecin,
les devoirs difficiles qu'y s'y rattachent, l'étendue de connaissances et d'expérience, le talent
et même le génie qu'il requiert. Si nous avons
atteint notre but, nous aurons contribué à augmenter le respect que doit le public aux médecins vraiment *bons*, et de diminuer la chance
navrante de les voir entravés dans leurs nobles
efforts par ces parasites détestables qui vivent et
s'enrichissent aux dépens du public ignorant,
faible et aveuglé par les préjugés. Nous aurons
contribué à faire voir ce qu'il y a de grand, et à
la fois de grave dans la fonction du médecin, et
quelle réflexion on doit se faire avant de revêtir
la robe médicale. Terminons par ces paroles
d'Hippocrate, sublimes, malgré leur exagération :

Ιατρος φιλοσοφος ισοθεος.

(Le médecin sage est semblable à Dieu).

Nice. — Typ. V.-Eugène Gauthier et Cie.